QUELQUES TRAVAUX

SUR

L'HOMŒOPATHIE

PAR

VICTOR FRICHET

Médecin Homœopathe

Membre de la Société médicale Homœopathique de France
Ex-premier interne prov. en Médecine et en Chirurgie
Médecin de plusieurs Sociétés.

Traitement médical des maladies de l'œil

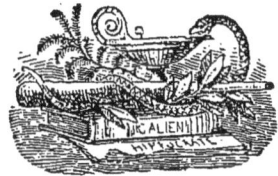

CLERMONT-FERRAND

Imprimerie Centrale — Malleval

8, Avenue Centrale, 8

—

1881

T¹³⁵
260

QUELQUES TRAVAUX

SUR

L'HOMŒOPATHIE

Te 135
260

DÉPOT LÉGAL.
PUY-DE-DÔME
N° 36
1881.

QUELQUES TRAVAUX

SUR

L'HOMŒOPATHIE

PAR

VICTOR FRICHET

Médecin Homœopathe

Membre de la Société médicale Homœopathique de France
Ex-premier interne prov. en Médecine et en Chirurgie
Médecin de plusieurs Sociétés.

Traitement médical des maladies de l'œil

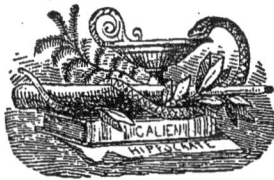

CLERMONT-FERRAND

Imprimerie Centrale — Malleval

8, Avenue Centrale, 8

1881

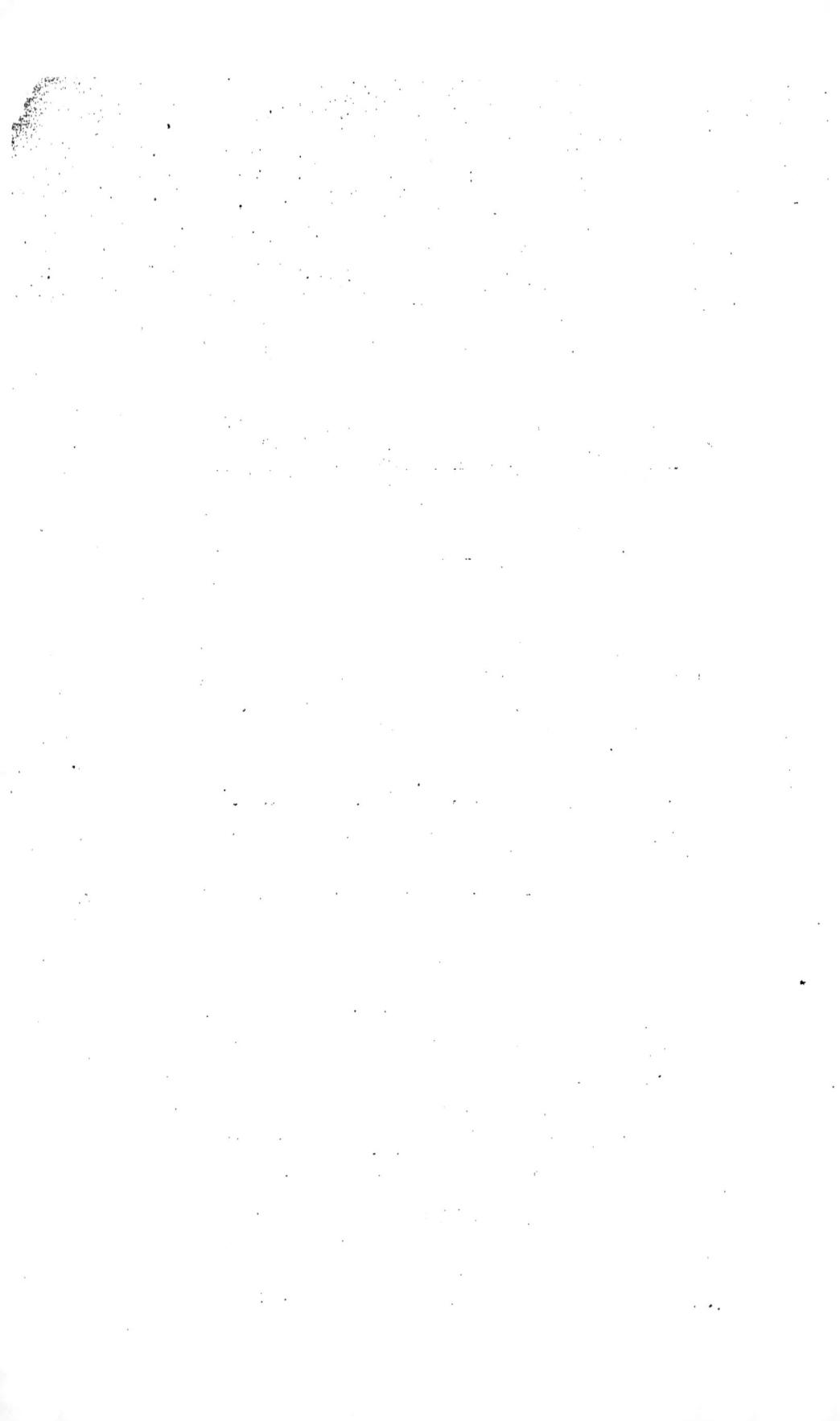

LE PROGRÈS DE LA MÉDECINE

Qui ne comprend la douleur d'un père voyant son fils ravi à sa tendresse dans la fleur du jeune âge, par une affection quelconque survenue brusquement ? Quel médecin resterait sans émotion devant le tout petit enfant, réclamant la vie à grands cris et que toute sa science ne peut sauver ?

Je l'affirme, il n'y en a pas. Eh bien, un homme à la fois père et médecin, veillait au chevet de son propre fils ; cet homme était un savant ; il avait épuisé toutes les ressources de son art, et cependant la mort se glissait à grands pas vers son foyer, pour lui ravir, victorieuse, un bien qu'il adorait !... Une seule ressource lui restait :

la prière ; c'est alors qu'Hannemann s'écria avec
ferveur : « Non, il y a un Dieu qui est la bonté,
« la sagesse même : il doit y avoir aussi un
« moyen, créé par lui, de guérir les maladies avec
« certitude. »

Cet élan d'une âme droite, sincère, dévouée,
lui fut comme une révélation ; les pensées du
docteur se fixèrent désormais sur ce but unique
et il y travaillera tout le reste de son existence.

Voici, avoue lui-même le fondateur de la
nouvelle doctrine, de quelle façon je m'engageai
dans cette voie : « Tu dois, pensais-je, observer
« la manière dont les médicaments agissent sur
« le corps de l'homme lorsqu'il se trouve dans
« l'assiette tranquille de la santé ; les change-
« ments qu'ils déterminent n'ont pas lieu en
« vain, et doivent certainement signifier quelque
« chose ; car sans cela pourquoi s'opéreraient-
« ils ? Peut-être est-ce là la seule langue dans
« laquelle ils puissent exprimer à l'observateur
« le but de leur existence ? » Les preuves arri-
vèrent bientôt à l'appui de la théorie. Frappé de

la discordance de différents auteurs sur le quinquina, Hannemann résolut de mettre en pratique
ses idées ; il essaya sur lui-même cet agent et fut
atteint, après en avoir pris de fortes doses, d'une
fièvre intermittente, analogue à celle que guérit
précisément le quinquina. Il n'expérimenta pas
seul, il fit encore expérimenter des personnes
dévouées : partout même résultat. Il continua
alors ses recherches sur le mercure, la belladone,
la digitale, la coque du Levant, etc., là encore
même résultat.

Qui, à sa place, eût douté ? Au lieu du tâton-
nement, du hasard, une thérapeutique solide-
ment basée sur l'expérience , un chemin tout
tracé à la science ; plus d'hésitations ni de recherches dangereuses ; je le répète, qui eût
hésité?

Hannemann continua donc avec énergie ses
recherches fructueuses, et malgré la misère et la
discorde qui vinrent hanter son propre foyer ;
malgré la haine de la populace qui, semblable à
une horde poussée par l'enfer, met souvent les

grands hommes à l'épreuve, il acheva sa tâche; voilà en quelques mots très-succints l'origine toute simple, toute rationnelle de l'Homœopathie.

Dire que la découverte de Hannemann, semblable en ceci à toutes les autres grandes découvertes, a été en butte à maintes attaques, cela est assez naturel : de toutes façons la nouvelle école a été poursuivie. Examinons, du reste, avant de dire ce qu'elle est les objections auxquelles l'Homœopathie est en butte.

1° L'Académie a repoussé l'Homœopathie. Quant à l'Académie, pour prouver qu'elle n'est pas infaillible, je n'ai qu'à citer quelques noms et quelques faits.... Harvey n'était-il pas considéré par elle comme un illuminé, Copernic et Galilée comme des gens absurdes, Fulton était aussi un audacieux intrigant, Salomon de Caus et Denys-Papin des fous, le marquis de Jouffroy un imposteur, etc., etc ? La vaccine, le quinquina, les aérolithes, la télégraphie, des choses impossibles, etc.

2° Les doses infinitésimales ne peuvent avoir aucune action.

Encore quelques mots : Que pèse le fluide d'un magnétiseur? la puissance d'un électro-aimant? l'éclair? l'attraction qui fait rouler les mondes? les miasmes épidémiques ? Que pèse le poison porté par une lettre venant d'une contrée où sévit la peste et qui peut cependant ravager tout un pays?

3° Que nos médicaments sont des poisons ?

Ce sont, pour les trois quarts, les mêmes que ceux de l'allopathie à dose beaucoup plus faible.

4° Que nos guérisons sont dues au régime, à la nature, à l'influence de l'imagination.

Je puis affirmer que nombre de braves campagnards, qui arrivent dans mon cabinet, sont loin d'être de sensibles imaginations; quant au régime, leur sobriété me défend de leur en imposer un quelconque ; et puis la plupart de nos guérisons ne nous arrivent-elles par des abandonnés de l'ancienne médecine ?

Voilà quelques-unes des objections presque sérieuses. Quant à la raillerie vulgaire, je crois inutile de répondre à des ignorants ou à ceux qui, même dans le bien, négligent de vouloir s'instruire.

L'Homœopathie n'est pas de nos jours, elle est de toute antiquité. Hippocrate, Paracelse, Stahl, Fernel, Hunter, Sydenham, Heister, Bell, Anderson, Cayol, Portal en font foi dans des faits que je pourrais citer : la vérité, du reste, a toujours existé. Heureux quand un génie reçoit de Dieu l'inspiration qui doit nous en rendre maître ! Et c'est à Hannemann que nous devons la seule manière vraie de traiter les maladies ; c'est à lui que nous devons l'expérience pure, l'unité du médicament et les doses auxquelles il doit être administré. M'étendre sur toutes les preuves de ces vérités ne m'appartient pas : de plus savants et de plus dignes l'ont déjà fait avec assez d'avantage, pour que je m'abstienne d'être l'écho de la voix des maîtres ; je me contenterai seulement de mettre sous les yeux du public les progrès de la nouvelle école. La façon dont la doctrine Hannemanienne remue le monde suffit déjà à en prouver l'immortalité.

On compte à Paris 70 médecins homœopathes, dont plusieurs ont été internes et lauréats des hôpitaux, et 231 en province. Il existe aussi 15 pharmacies spéciales : 8 à Paris et 7 dans les départements ; 3 hôpitaux spéciaux : 2 à Paris, l'hôpital Hannemann, rue Langier, 26, et l'hôpital Saint-Jacques, rue Saint-Jacques, 282 ; 1 à Lyon, l'hôpital Saint-Luc, fondé en 1875 par le Dr Emery.

Il y a encore à Paris 5 dispensaires. Le tout depuis 47 ans, époque à laquelle le comte Des Guidi vint importer en France la doctrine Hannemanienne.

On compte aussi :

Dans l'Amérique du Nord, 8,000 médecins, 16 pharmacies, 4 hôpitaux, 12 dispensaires.

Dans l'Amérique du Sud, 250 médecins, 8 pharmacies, 2 hôpitaux, 25 dispensaires.

En Allemagne, 600 médecins, 15 pharmacies, 8 hôpitaux, 10 dispensaires.

En Angleterre, 500 médecins, 16 pharmacies, 5 hôpitaux, 45 dispensaires.

En Belgique, 150 médecins, 1 pharmacie spéciale, 3 mixtes, 8 dispensaires.

En Espagne, 300 médecins, 4 pharmacies mixtes, 1 hôpital, 3 dispensaires.

En Italie, 250 médecins, 4 pharmacies spéciales, 6 mixtes, 5 dispensaires.

En Portugal, 110 médecins, 5 pharmacies spéciales, 6 mixtes, 1 hôpital.

Il n'y a cependant pas un siècle que l'Homœopathie a été découverte.

Pourquoi ce progrès rapide, incessant, magnifique, pourquoi? Parce que ceux qui ont le courage de leur opinion savent qu'ils sont dans le vrai : la pratique de tous les jours le leur prouve suffisamment. Ils n'ont pas craint de braver l'opinion universitaire, ils n'ont pas craint de s'engager dans de nouvelles études ; ils ont conscience de leur titre de médecin ; et là où l'homme courageux sait qu'il fait le bien, là il marchera sans cesse.

Pourquoi, du reste, juger une cause sans l'avoir entendue ? Pourquoi dans la pléiade des cas où vous vous reconnaissez vaincus n'essaieriez-vous pas de la subtile puissance des infiniments petits ? Ne serait-ce pas le devoir de l'homme qui dit se sacrifier pour l'humanité ? Eh bien, non, malgré le résultat, malgré l'évidence, la science se voile et ne veut point voir ; elle ne peut pas expliquer du doigt.

Expliquera-t-elle Dieu ?

Cependant que de faits ! Ainsi on écrivait dans un journal en 1866 :

« Aujourd'hui, en dépit de toutes les oppositions, nous donnons à nos lecteurs, pour les éclairer, des chiffres :

« D'après les expériences faites à Londres, à Munich et à Paris, la médecine ancienne, ou allopathique perd en moyenne 30 pneumoniques sur cent ; l'Homœopathie n'en perd que 5. De 1831 à 1835, l'allopathie a perdu en Russie, en France, en Prusse, en Pologne, en Autriche, en Moravie, 462,581 malades du choléra sur un total de 911,413, c'est-à-dire cinquante et un sur cent. L'Homœopathie, sur 16,436 cholériques confiés à sa médication, n'en a perdu que 1,448, c'est-à-dire huit sur cent. La différence est énorme !

Dans l'hôpital Sainte-Marguerite, à Paris, les deux doctrines sont en présence ; les termes de comparaison sont encore plus palpables. Or, pendant les années 1849, 1850 et 1851, sur mille malades, l'allopathie en a perdu 113, l'Homœopathie 85 seulement.

« A Marseille il y a un hôpital homœopathique, celui de Notre-Dame-de-Refuge ; il a quinze ans d'existence. Pendant les huit premières années, le service médical de ce grand abri des misères humaines a été confié à l'allopathie, et ces huit années ont donné une mortalité moyenne de six sur cent. Depuis sept ans ce service est confié à l'Homœopathie uniquement, et la mortalité n'a été que de deux sur cent. En d'autres termes, depuis que l'Homœopathie a prévalu, la mortalité dans cette maison a diminué dans la proportion d'environ les deux tiers : l'Homœopathie n'a que sept décès là où l'allopathie en eût compté dix-neuf. »

Dans le même journal : « Tout cela est fort grave. Echo désintéressé de ces opinions et de ces faits, ils m'ont paru utiles à faire connaître, et je termine en affirmant que, sous mes yeux, récemment encore, l'Homœopathie a accompli des miracles.

« Signé : V. Postel. »

Et que d'autres assertions je pourrais encore vous citer et sans remonter aussi loin ; mais le cadre restreint que je me suis tracé m'oblige à être bref ; je me contenterai de vous dire pourquoi je suis moi-même homœopathe.

Il y a hélas ! peu de temps encore, vivait dans une ville voisine un homme désintéressé et connu de tous par sa charité et ses vastes connaissances ; cet homme avait, lui aussi, vu le trépas moissonner l'ange de son foyer sans que les princes de la science eussent pu le lui conserver. Lui aussi comprit qu'il devait exister une autre manière de traiter, et ce fut alors dans ses longues veillées solitaires qu'il se mit à étudier l'Homœopathie que sa raison lui avait fait comprendre être la

science la plus exacte et la plus digne. Certainement, il ne fut jamais un grand anatomiste ni un
grand physiologiste : pathologiste ordinaire, il
connaissait à fond sa matière médicale hanne-
mannienne, et cela suffit pour lui permettre de
rendre de grands services. Oh! que de fois j'ai vu
sortir du foyer paternel des désespérés de l'allopathie que les infiniments petits avaient rendus à
leur famille !! Je suivais en même temps les hôpitaux : d'un côté, tout était hasardé, de l'autre, il
y avait science exacte et guérison. J'ai dû suivre
la voix de ma conscience.

Maintenant avec la philosophie :

« Si l'on a essayé d'attaquer l'infaillibilité de
la conscience, c'est qu'on lui a rapporté des faits
qui ne lui appartiennent pas. La conscience ne
trompe pas, elle constate fidèlement nos pensées,
nos sentiments et nos volontés ; nous pensons,
nous éprouvons, nous voulons réellement ce que
la conscience atteste ; l'état de notre âme est
tel qu'elle le voit et le proclame, mais l'esprit va
souvent au-delà de ce témoignage : alors ce n'est

pas la conscience qui ment, c'est le jugement qui s'égare en rapportant le phénomène intérieur à à un objet imaginaire ou en prêtant aux objets extérieurs des qualités analogues aux sentiments ou aux perceptions de l'âme. »

On peut avoir les pensées les plus excentriques, les plus absurdes, les plus criminelles, la conscience en reste le juge le plus intègre.

« Si la conscience nous trompait, nous serions voués à d'incurables illusions, car il n'y a pas de recours possible contre elle ; la certitude qu'elle engendre est légitime et absolue, elle peut se traduire ainsi : je sens comme je sens, je sais comme je sais, je veux comme je veux » ; et comme la nature la plus perverse même sait que le bien est le premier des devoirs, toute intelligence se laissant guider par sa conscience doit convoler là où son devoir l'appelle, laissant son esprit et surtout son intérêt aller au-devant de sa conscience.

Dans le siècle où nous vivons, il n'y a que deux autels, celui de la fortune, puis celui de la gloire, mais entre autres humains, le médecin surtout doit

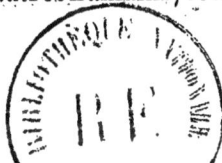

BIBLIOTHÈQUE
B F

comprendre encore qu'il existe aussi l'autel des sacrifices. Sa charge ici-bas est la plus scrupuleuse, la plus noble, la plus sensible ; doit-on consulter ses goûts, ses antipathies, quand il s'agit de conserver un père à sa famille, une mère à ses enfants, un homme illustre à son pays? Doit-on dire je suis de telle école et je n'en sortirai pas, ou dois-je suivre la voix de ma conscience et appliquer tous mes efforts à connaître la vérité.

Négliger d'apprendre et d'apprendre toujours est un crime pour celui qui doit par tous les moyens soulager ses semblables. Eh bien, cependant, depuis près d'un siècle, nous autres homœopathes, nous sommes considérés par nos aveugles collègues, à ce qu'ils disent, ni plus ni moins que comme des illuminés et des charlatans. Ce n'est probablement pas toujours ce qu'ils pensent, puisque le premier prix de l'école d'accouchement de la ville de Clermont-Ferrand était cette année un ouvrage homœopathique dont voici le titre :

« Traité d'obstérique et des maladies spéciales aux-femmes et aux enfants, basé sur les principes et la pratique de l'Homœopathie, par le Dr Henry N. Guernsey, professeur au collège médical homœopathique de Pensylvanie, etc.»

Comment nier, en effet, cette grande vérité de Hannemann *(similia similibus curantur)*. Cette découverte est aussi écrasante par ses preuves que la vapeur, les télégraphes et les autres découvertes de nos jours le sont par leur puissance. Nous les avons pesées ces preuves, nous les avons comprises, senties, jugées ; nous les acceptons et les pratiquons parce que notre conscience aujourd'hui nous ferait un crime de les abandonner, nous savons que nous possédons seuls les vrais trésors d'une science positive et mathématique.

Faites venir auprès du même malade et séparément dix allopathes, vous aurez dix ordonnances différentes ; faites venir de la même façon auprès de ce même malade dix homœopathes, les ordonnances seront toutes semblables.

Demandez aux premiers ce qu'ils pensent de

leur doctrine, ils hocheront la tête ; demandez-
nous si nous croyons à notre pratique, ce que
nous en pensons, nous nous écrirons tous d'un
commun accord, nous sommes sûrs et nous avons
confiance. Voilà pourquoi je viens pousser ce
grand cri : la vérité doit toujours triompher et je
succomberai à l'œuvre, les camps, les haines, les
jalousies, doivent s'incliner devant la lumière,
les antipathies doivent faire place à la justice.

Jusqu'à la découverte de Hannemann, la Médecine ne peut être comparée qu'à un vaisseau
sans voile, sans gouvernail, sans machine, aban-
donné aux flots de l'Océan et livré sans merci aux
caprices des vagues et des tempêtes.

Comment connaître en effet les propriétés
actives des substances, le hasard seul pouvait
guider. Comment alors découvrir la côte sans
boussole, pendant que l'un cherchait à droite,
l'autre voyait la terre à gauche, pendant qu'un
troisième croyait voir mieux.

Je ne chercherai pas à passer en revue tous les
systèmes plus ou moins bizarres, pour ne pas dire

drôles, employés jusqu'à ce jour par les dérision-
nés de Molière. Je ne saurais produire qu'un dé-
goût, qu'une répulsion pour ces affreux traitements qui rappellent un peu les pages des tor-
tures de l'Inquisition : moxas, vésicatoires, sang-
sues, lavements, purgatifs, vomitifs, sétons, ven-
touses, saignées, fer rouge, positions forcées pendant des mois, etc., etc.... Encore si tout cela vous
avait soulagé, si nous n'étions pas obligés de citer
toutes les maladies devant lesquelles le praticien
allopathe est obligé de laisser agir la nature,
n'osant plus aujourd'hui torturer ou se fier au
hasard. Demandez-leur ce qu'ils pensent des
maladies nerveuses, des affections scrofuleuses,
de la dartre, du cancer, de la phthisie pulmo-
naire, etc., etc. Combien de temps ne mettent-
ils pas par exemple à débarrasser nos jeunes gens
de la vulgaire blennorrhagie, alors qu'en quelques jours nos infiniments petits arrivent à un
résultat merveilleux.

Après cela que dire? Ils voient tous les jours
nos succès, ils voient la foule envahir nos cabi=

nets, la foule qui plus sensée sait comprendre où est son salut.

De tout cela il suit que ne pouvant plus nous mépriser, on nous haït. Mais je le répète envers et contre tous : la vérité triomphera. D'où provient cette richesse thérapeutique des spécialités de nos pharmacies, où ont-ils puisé?

Comme toujours, chez nous. Espérons donc qu'avec l'aide de celui qui protège le génie du bien contre le génie du mal, et pour le bonheur de l'humanité, nous triompherons.

Maintenant, Messieurs les allopathes, un dernier mot : Pour moi, l'Homœopathie a comme base unique ce seul vrai, ce seul grand principe que vous ne pourriez nier à cause de ses preuves *(similia similibus curantur)*.

Quand aux doses, seul côté faible de notre armure, la chose peut paraître discutable, ce qui n'empêche pas que dans bien des cas les doses infinitésimales ont leur action.

J'abandonne toutefois cette question au praticien qui doit comprendre dans quels cas la teinture mère ou la 1re trit. sont utiles, dans quels autres la 6e, la 12e et même la 30e ont leur raison d'être, mais les doses et l'unité du médicament sont le fait de l'observation, tandis que le principe des semblables est une loi immuable.

TRAITEMENT HOMŒOPATHIQUE

Des Affections médicales

DE L'APPAREIL DE LA VISION

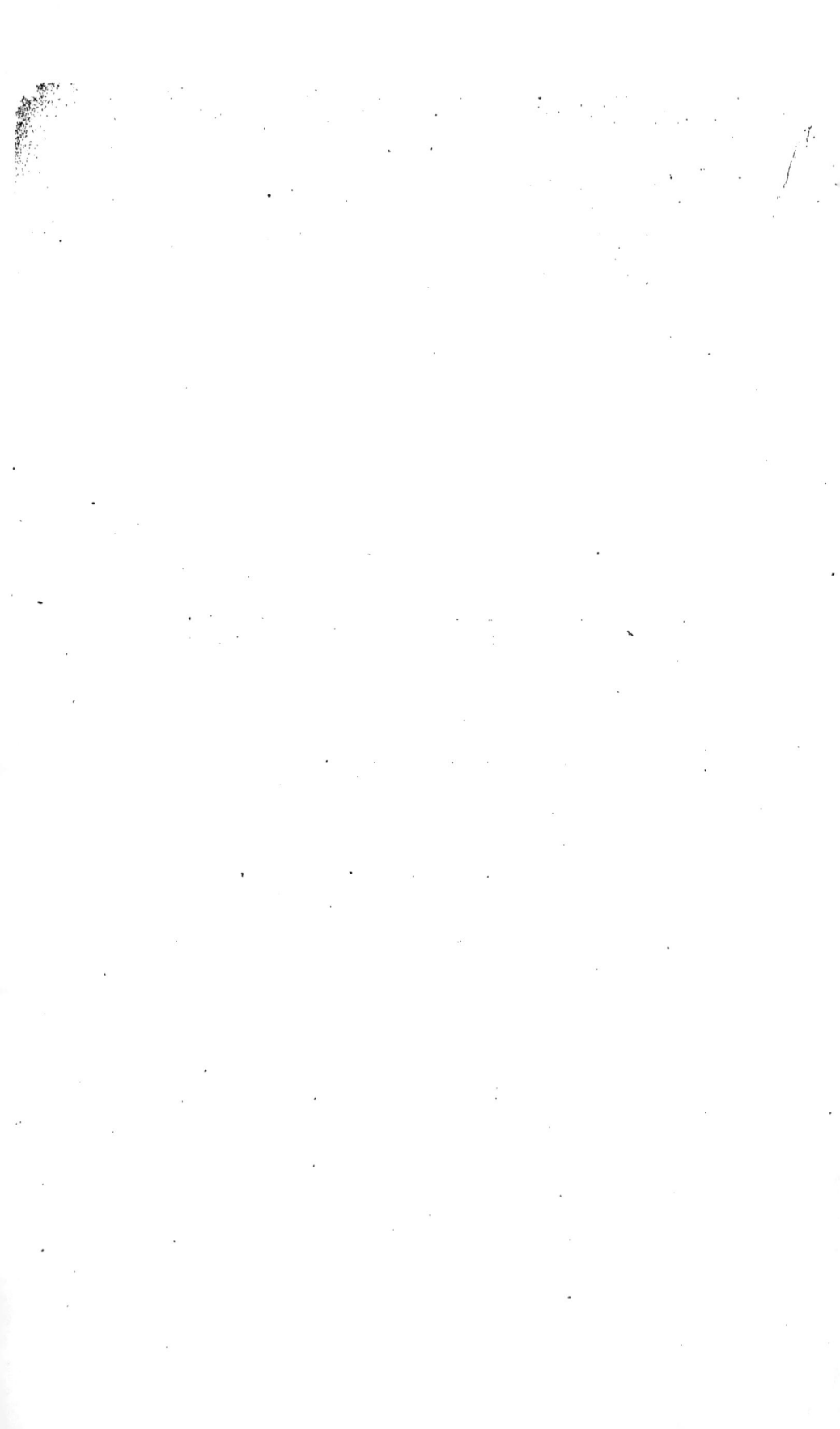

_Le traitement homœopathique des maladies des yeux que je conseille aux praticiens est tout simplement le fruit de la compilation, des conseils et de l'expérience. Si je m'occupe exclusivement du traitement, c'est que ces lignes sont le complément d'ouvrages allopathiques très-sérieux.

Mon but est d'éviter au patient bien des traitements inutiles et dangereux. Dans les affections de la vue les cas médicaux surpassent de beaucoup, pour nous homœopathes, les cas chirurgicaux. Ce Guide est donc uniquement créé pour aider le médecin dans sa pratique journalière.

Après chaque maladie les médicaments sont classés par ordre d'utilité.

MALADIES DES YEUX

Blessures des sourcils. — 1° Arnica; 2° Magnesia carbonica.

Contusions des paupières. — 1° Arnica; 2° Magnesia muriatica.

Piqûres d'insectes sur les paupières. — Lotionner la partie piquée avec de l'eau ammoniacale, alcali volatil, 40 gr.; eau, un verre. Prendre à l'intérieur 4 ou 5 gouttes d'alcali volatil dans un demi-verre d'eau; provoquer la sueur, puis: apis mel; 2° Lachesis; 3° Arsenicum.

Brûlures des paupières. — Lotionner la partie brûlée avec de l'eau-de-vie chauffée ou de l'arnica également chauffée ; panser la brûlure avec une couche épaisse de coton cardé. A l'intérieur : 1° Baryta muriatica ; 2° Quand la fièvre se déclare, aconit ; puis : 3° Cautharis, et 4° Hepar sulfur, dans le cas de suppuration, ou mieux encore 5° Silicea.

Blessures du globe oculaire. — 1° Arnica; 2° Ledum palustré (ce traitement consiste surtout à prévenir puis à combattre les accidents inflammatoires.

Blessures de l'orbite. — (Même traitement).

Corpuscules étrangers. — 1° Lauro cerasus. Retirer si possible le corpuscule étranger. Autrement traiter l'opthalmie consécutive ; surveiller la zone d'un gris jaunâtre produite par le corps étranger et l'ulcération consécutive.

Phlegmons et abcès de l'orbite. — 1° Hepar sulfur ;
2° Silicea. —Phosphorus convient au début des abcès
glandulaires. Pour achever la guérison, bellad. merc-
sol.

Voir sulfur, calcarea, arsenicum, cicuta virosa,
et lactuca virosa.

Tumeurs de l'orbite.

Loupes, kystes. — 1° Causticum ; 2° Hep. sulfur.;
3° Iodium ; 4° Calc. carb.

Tumeurs érectiles sanguines. — 1° Phosphorus ;
2° Nitri acidum ; 3° Arsenicum ; 4° Calc. carb.;
5° Lachesis.

Tumeurs cancereuses. — Au début : 1° Conium ;
2° Merc. S.; 3° Iodium. Pour la peau : Silicea et
causticum sont préférables. Intercaler : Ars. Sulfur,
phosphorus, voir morelle noire.

Cicuta virosa, condurango.

Contre les douleurs : Apis mel, coffea cruda et chamomilla.

Tumeurs osseuses. — Merc. Sol.

Blépharites

Blépharite phlegmoneuse. — Voir phlegmon de l'orbite.

Erysipèle des paupières. — Au début : Belladona et rhus tox alternés. Si la douleur est brûlante, cantharis. Contre le coma, opium. Contre l'ataxie, lachesis. Contre la gangrène, arsenic. Graphites et hepar sulfur. achèvent la guérison.

Blépharite glandulo ciliaire. — 1° Euphrasia ; 2° Dulcamara ; 3° Staphysegria, puis digitalis, hep. sulfur. merc. et pulsatilla. Pour les croûtes sèches à la racine des cils, sénega ; le même avec calc. carb. si les cils tombent. Kali-hydriodicum peut être consulté. Dans les cas les plus rebelles je me suis toujours bien trouvé de la pommade de la V. Farnier, mais la répercussion est toujours une chose dangereuse, surtout chez les enfants.

Névroses des paupières

Blépharapasme clonique et tonique. — 1° Crocus ; 2° Platina ; 3° Pulsatilla.

Blépharaptose — 1° Sepia ; 2° Zincum ; 3° Veratrum ; 4° Alumina.

Tumeurs des paupières.

Verrues, poireaux. — 1° Thuya ; 2° Nitri acidum ; 3° Lycopodium ; 4° Dulcamara ; 5° Causticum ; 6° Silicea ; 7° Phosphorus.

Orgelet chalazion. — 1° Bryonia ; 2° Phosphorus ; 3° Pulsatilla; 4° Staphységria ; 5° Plumbum ; 6° Natrum mur ; 7° Lycopodium ; 8° Sepia; 9° Merc. Solubilis (Jousset préconise silicea).

Furoncle. — 1° Aconit ; 2° Belladona ; 3° Mercurius sol ; 4° Silicea.

Tumeurs enkystées. — Cèdent parfois à l'emploi de baryta, calcarea, graphites. Celles qui siègent dans le tissus cellulaire exigent plus particulièrement silicea, sulfur ou calcarea.

Difformité des paupières.

Colobôma. — Opération chirurgicale analogue à celle du bec de lièvre.

Ankyolblépharon. —(Chirurgie).

Symblepharon. — (Chirurgie).

Déviations des paupières.

Ectropion. — (Chirurgie), essayer Ferrum met.

Entropion. — (Chirurgie), essayer ferrum et calcarea chez les scrofuleux.

Trichiasis. — (Chirurgie). 1° Silicea ; 2° Calc. carb.

Maladies des voies lacrymales.

Larmoiement par inflammation de la glande. — 1° Belladona; 2° Mercurius; 3° Dulcamara; 4° Laurocerasus.

Par irritation des membranes de l'œil. — 1° Aconit;
2° Belladona; 3° Euphrasia; 4° Hyosciamus; 5° Lauro
cerasus.

Tumeurs et fistule lacrymale. — 1° Sulfur; 2° Calcarea, Carb.; 3° Mercurius; 4° Baryta; 5° Aurum;
6° Silicea; 7° Phosphorus; 8° Asafœtida; 9° Pulsatilla; 10° Hepar sulfur.

Ophthalmies.

Op. catarrhale. — 1° Euphrasia; 2° Mercurius; 3°
Chamomilla; 4° Sulfur; 5° Mercurius; 6° Belladona;
7° Dulcamara. Pour les tempéraments sanguins, en
cas de complication dartreuse, Rhabarbarum.

Op. scrofuleuse. — 1° Bellad.; 2° Merc; 3° Pulsatilla. S'il y a ulcère de la cornée: Ipeca., apis mel.,
aurum-muriaticum, kali carb. S'il y a inflammation
aigüe: Belladona; ipeca apis mel. Mais les princi-
paux sont ceux de la constitution: Sulfur, calcara

carb., arsenicum, silicea. On consultera aussi : Rhux
tox, phosphorus, Baryta, conium, graphites, magnesia,
Natrum.

Op. purulente. — Merc., hep. sulfur., phosphorus,
dulcamara, rumex.

Op. granuleuse. — Phosphorus, lycopodium, thuya,
calc. carb., nit. acidum, sulfur arsenicum, causticum,
magnesia, muriatica.

Op. goutteuse. — Aconit, nux, belladona, Spigelia,
arsenicum, cocculus, colocyutis, clematis, colchy cum,
ledum,

Op. syphilitique. — Merc. sol, merc. cor, aurum,
nit. acidum, apis mel, lachesis, kali hydriod., kali
chloricum, Slaphysagria.

Op. traumatique. — Arnica, rhus, aconit, belladona, bryonia.

Op. congestive. — Belladona, aconit, nux, spiritus, nit., aurum.

Op. rhumatismale. — Aconit, bryonia, rhus, pulsatilla, spigelia, digitalis, senega.

Op. blennorrhagique. — Merc. cor. rhus, bryonia hep. sulfur., cale. (Collyre avec eau dist. 200 gr. merc., corr. 2 gr.)

Op. des nouveaux-nés. — Mercurius, aconit, bellad., chamomilla, cannabis-sat.

Op. varioleuse. — Merc., sulfur, thuya.

Op. rubeoleus°. — Belladona, pulsatilla, sulfur.

Op. liée à des désordres menstruels. — Belladona, pulsatilla, ferrum sepia.

Op. qui dépend des désordres gastriques. — Antimonium, bryonia, nux-vom., carb. végét. ignatia.

Op. causée par refroidissement. — Aconit, rhus tox, dulcamara, arsenic et chamomilla.

Op. due à l'abus du mercure. — 1° Hep. sulfur.; 2° Nit. acidum ; 3° Thuya ; 4° Aurum ; 5° Lachesis ; 6° lycopodium.

Op. par cause sénile. — Calladium, causticum ruta, silicea, sulfur,

Phlegmons et abcès de l'œil. — Belladona, merc. sol., hep. sulfur., silicea, iodium sulfur. pulsatilla.

Keratites.

Pustuleuses, plastiques et purulentes. — Même traitement que l'opthalmie scrofuleuse ; plus particulièrement merc. sol. merc. cor. et ipeca.

Altérations de la cornée.

Ulcères de la cornée. — Suite de keratites scrofuleuses demande le traitement de cette maladie.

Taies de la cornée.

Albugo. — Spongia, sulfur, nat. muriaticum.

Leucóme néphélion. — Nit. acidum calc., silicea, cannabis, causticum et conium maculatum ; pour les enfants : Magnesia mur. et rhododendron.

Staphylomes de la cornée. — Antimonium crudum, kelrocessi, kali hydro.

Pannus. — Merc. sol. calc., ferrum mur. Tartarus émelicus.

Ptérygion. — Canabis sat., lachesis calcarea, plumbum, sulfur, rhabarbarum.

Inflammations des chambres

Hypopion. — Silicea, cuprum, ipeca. merc. sol. plumbum pulsatilla,

---

Iritis ordinaire. — Secale cornutum.

Iritis syphilitique. — Voir opthalmie syphilitique.

Adhérences et Oblitérations de la pupille.

Avec la capsule cristalline et avec la cornée. — Essayer rharbabarum.

Adhérences intra pupillaires (fausse cataracte). — Secale cornutum.

Choroidites rétinites.

Choroidite et retinite syphilitique. — Voir opt. Syphilitique.

Sclero choroidite antérieure et postérieure. — Essayer ferum muriaticum.

Hemiopie. — Lycopodium et muriatis acidum pour la vue de la moitié verticale ; Aurum pour la moitié horizontale ; consulter natrum mur.

Diplopie. — Belladona, stramonium, veratrum, secale cornutum agaricus, conium, oleander, iodium natrum muriaticum digitatis.

Amblyopie. — Anacardium, belladona, calc., cannabis, causticum, cina, crocus, lycopodium, magnesia, natrum, pulsatilla phosphorus, ruta sulfur.

Héméralopie. — Belladona, veratrum, mercurius, hyosciamus, pulsatilla.

Amaurose.

Amaurose commençante. — Aurum, belladona, calcarea, causticum, china, cicuta, conium, hyosciamus, mercurius, nit-acidum. opium, phosphorus, pulsatilla rhus sepia, silicea, sulfur, veratrum, ledum.

China convient dans la cécité subite dépendant d'une ambolie.

Am. par suite de contusions. — Arnica, conium, rhus.

Am. par congestion sanguine vers la tête. — Bellad.
aconitum, hyoscianus, nux v., opium, china, calc.
Silicea, sulfur.

Am. liée à des céphalalgies nerveuses habituelles. —
Belladona, nux, pulsatilla, aurum, nit. acidum,
sepia hepar. calcarea, sulfur.

Am. par métastase arthritique. — Pulsatilla,
mercurius, aconit, rhus. lycopodium, spigelia, sulfur.

Am. rhumatismale. — Pulsatilla, bryone rhus,
lycopodium spigelia.

Am. par abus de là vision sur des travaux fins. —
Belladona, ruta, carb-veget. calcarea carb.

Am. par suite de pertes débilitantes. — China ferrum, nux. sulfur.

Am. par suite d'excès vénériens. — Phosphorus, nux, sepia, pulsatilla.

Am. par suite d'excès alcooliques. — Nux, china, arsenicum, lachesis.

Am. par refroidissement et suppression de transpiration. — Aconit, belladona, dulcamara rhus, mercurius, pulsatilla, sulfur.

Am. par suppression des hémorrhoïdes. — Nux vom., lycopodium, sulfur.

Am. par suppression des règles. — Belladona, pulsatilla, sepia.

Am. par l'abus du mercure. — Hepar, nit-acidum, aurum, belladona.

Am. consécutive à une apoplexie. — Aconitum, arnica rhus, belladona, rhus, causticum, nux, stramonium, baryta.

Am. après exposition à une lumière vive. — Aconit belladona, rhus, ruta (electricitas).

Amaurose hystérique. — Tarentula, ignatiâ, sepia, platina phosphorus.

Congestion choroido rétinienne. Platina.

Exsodation choroido retinienne. — Hepar sulfur.

Taches sanguines. — Opium.

Taches atrophiques. — Calc. carb.

Hydropisies de l'œil.

Hydropisie des chambres de la cavité du globe, cho-roido retinienne généralisée. — Iodium (à essayer).

Glaucôme.

Glaucôme aigü. — Spigelia, alumina, phosphorus, belladona apis, Ledum-pallustré, secale cornutum.

Glaucôme chronique. — Apis, merc., iodium, arsenieum, alumina, Magnesia carbonica.

De la Myopie.

Arsenicum, anacardium, carbo vegetabilis, coniummaculatum, nitri-acidum ruta, phosphorus, pulsatilla et sulfur.

De la Presbytie.

Calcarea, drosera, carbo-animalis, belladona, hyosciamus, Lycopodium phosphorus, sepia, silicea sulfur.

Des Névralgies oculaires.

Név. liée à une cause rhumatismale. — 1° Bryonia; 2° Colocyntis ; 3° Causticum ; 4° Mercurius, 5° Pulsatilla ; 6° Hepar sulf.

Név. liés à une cause arthritique. — 1° Colocyntis 2° Nux-vom ; 3° Rhus-tox.

Név. liée à une congestion sanguine. — Aconit, arnica , belladona, china, aurum.

Név. chez les personnes nerveuses avec migraines ou tic douloureux de la face. — Belladona, hyosciamus arsenicum, nux, stramonium platina, pulsatilla, veratrum.

Név. par abus du mercure. — Aurum, sulfur, thuya.

Nev. limitées au globe de l'œil. — Spigelia, stramonium, elaps, corallinus, conium.

Celles avec douleurs dentaires. — Mercurius vivus, pulsatilla, hyosciamus.

De la Cataracte.

Cataractas mercurius
solvit.

BOHERHAAVE.

Quand elle peut être guérissable sans opération. — Conium, phosphorus, pulsatilla, causticum, cannabis, calcarea, silicea.

Essayer :

Cataracte lenticulaire dure : Secale cornutum.
     Id.   *molle :* Magnesia carbonica.
     Id.   *liquide :* Cannabis.
     Id.   *capsulaire :* Iodium.
    Id. *capsulo lenticulaire :* Secale cornutum.

22 Juillet 1881.

V. FRICHET.

BIBLIOTHÈQUE NATIONALE
R. F.
IMPRIMÉS

CLERMONT-FERRAND

Imprimerie Centrale — Malleval.

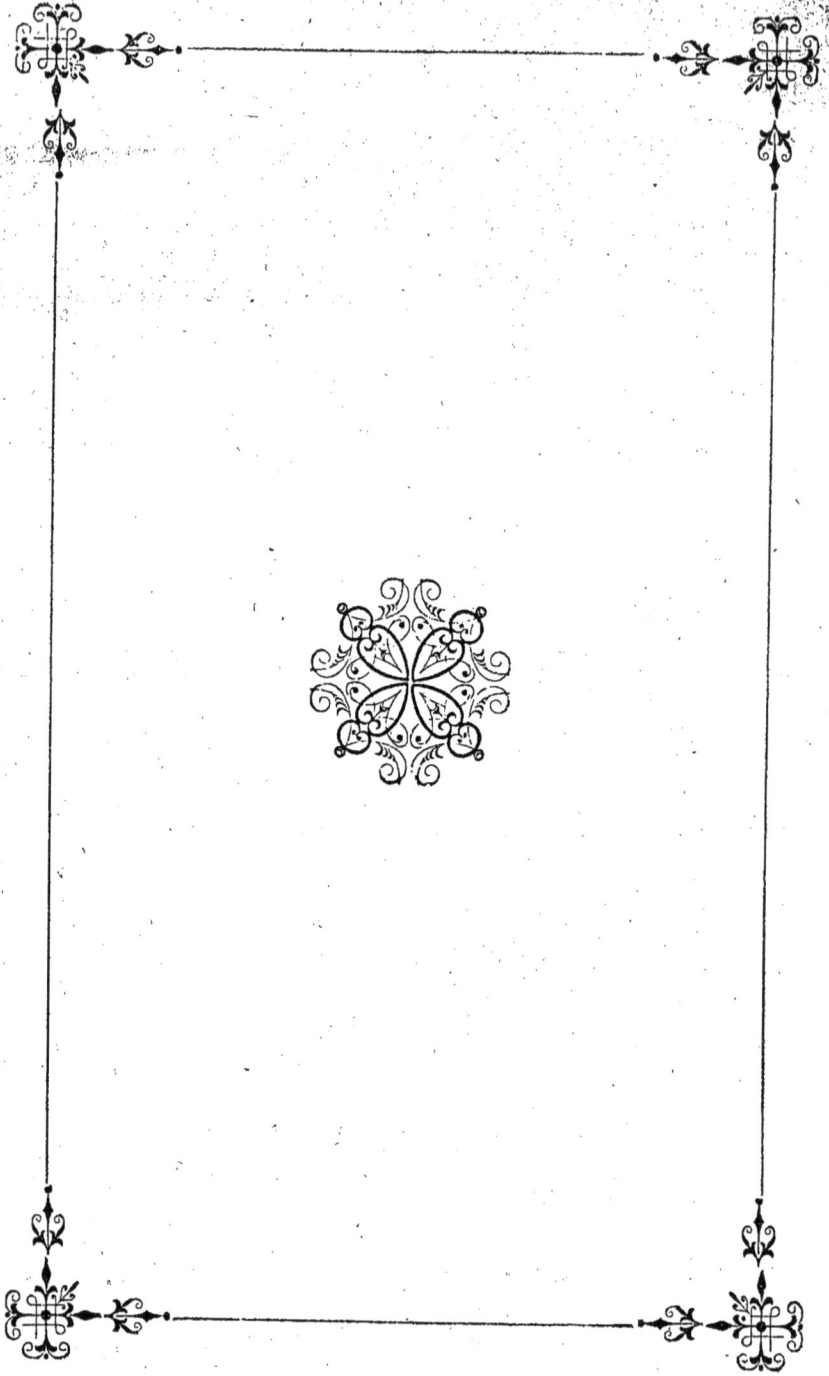

BIBLIOTHEQUE NATIONALE DE FRANCE

3 7531 00257314 6

www.ingramcontent.com/pod-product-compliance
Lightning Source LLC
Chambersburg PA
CBHW071322200326
41520CB00013B/2851